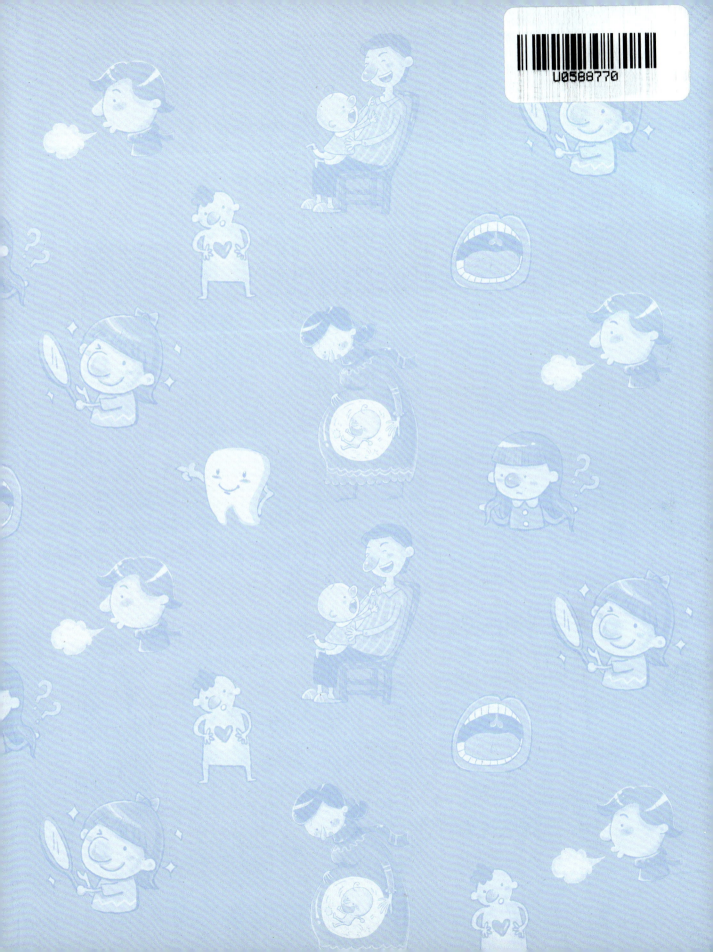

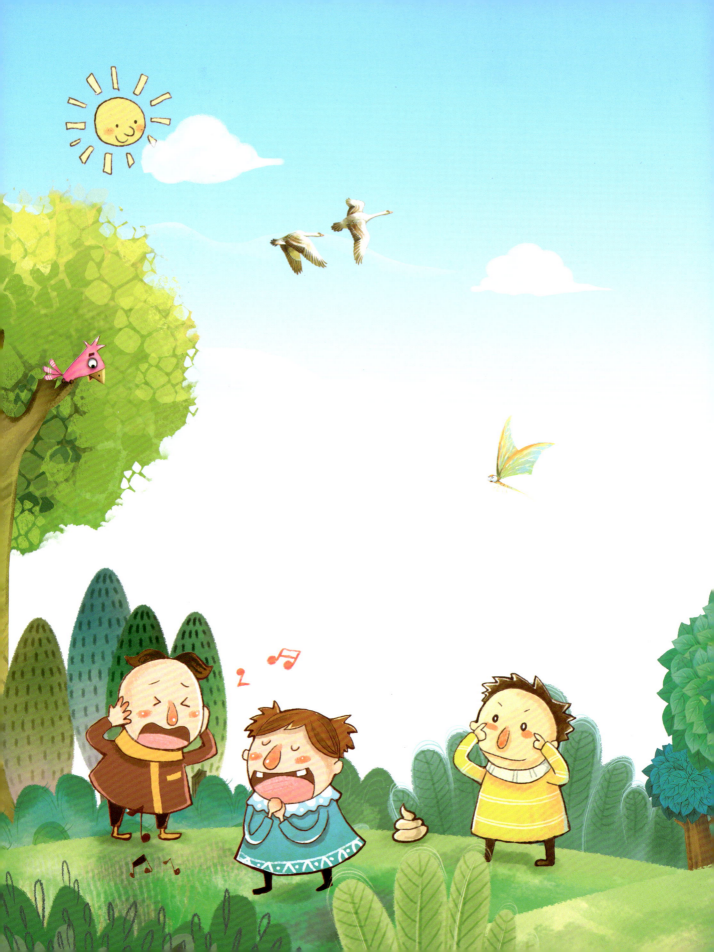

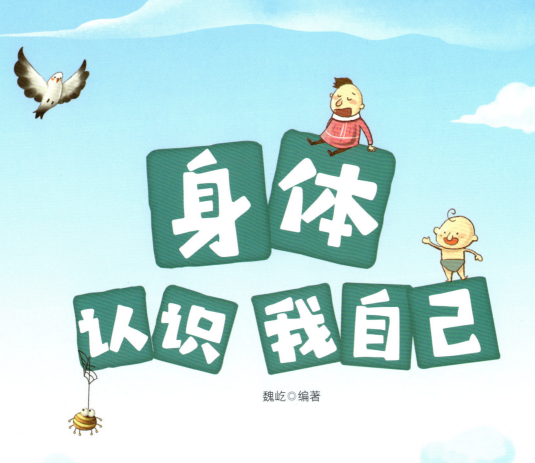

身体
认识 我自己

魏屹◎编著

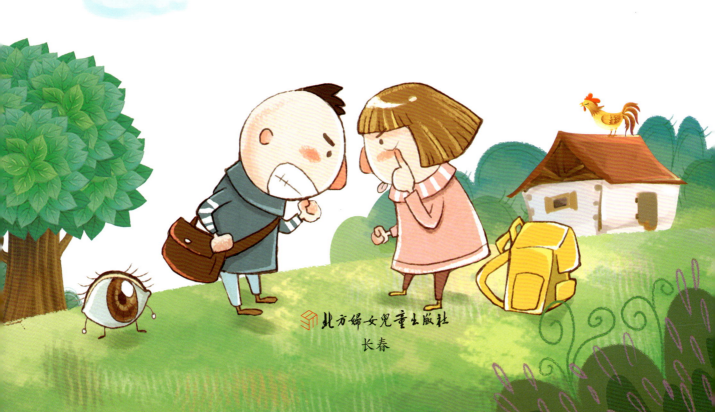

北方妇女儿童出版社
长春

图书在版编目（ＣＩＰ）数据

身体·认识我自己 / 魏屹编著 . -- 长春 : 北方妇女儿童
出版社 , 2021.1
　　ISBN 978-7-5585-4675-4

　　Ⅰ . ①身… Ⅱ . ①魏… Ⅲ . ①人体 – 儿童读物 Ⅳ .
① R32-49

中国版本图书馆 CIP 数据核字 (2020) 第 181921 号

身体·认识我自己
SHENTI RENSHI WOZIJI

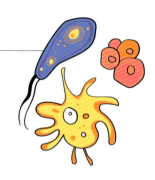

出 版 人	刘　刚
策 划 人	师晓晖
责任编辑	张　丹　魏士昌
整体制作	北京日知图书有限公司
开　　本	889mm×1194mm　1/16
印　　张	3.5
字　　数	45千字
版　　次	2021年1月第1版
印　　次	2021年1月第1次印刷
印　　刷	北京尚唐印刷包装有限公司
出　　版	北方妇女儿童出版社
发　　行	北方妇女儿童出版社
地　　址	长春市龙腾国际出版大厦
电　　话	总编办：0431-81629600
	发行科：0431-81629633

定　　价　79.90元

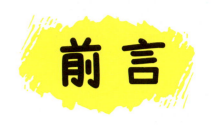

前 言

"妈妈，我从哪里来？"

这是每个孩子在成长过程中都会好奇的问题，从生物学角度来解答生命起源是一个有趣的过程，但很多家长觉得有些羞羞的环节难以给孩子解释清楚。这其实大可不必，生殖器、精子、卵子对于孩子来说与鼻子、眼睛、胳膊是一样的，它们都位于可爱的身体中，有着各种各样的神奇功能。孩子想知道眼睛是如何看见世界的，想知道受伤了流出的血液为什么是红色的，同样也想知道精子是如何遇见卵子的。认识器官，可以让孩子明白人体是如何运转的；认识生殖器官，则是孩子对性别最初的理解，是打开生命奥秘之门的钥匙。

很多孩子上幼儿园之后，才第一次发现原来男生和女生的身体是不一样的，原来有的器官他（她）有而我没有。这个时候只让孩子意识到男孩、女孩身体构造不同是远远不够的。用孩子的眼光看异性，教会他（她）认同自己的身体，同时学会尊重异性的身体是非常重要的教育内容。让孩子明白男生和女生除了身体构造不同，还有性格、喜好、想法、行为等多方面不同，这对提高孩子的社交能力、交流能力十分重要。

"妈妈，今天班里的小男生亲了我，他一定很喜欢我吧？"面对单纯、善良、毫无防备的孩子，"男女有别"这样生涩的话题该如何开启？这个时候家长一定不要逃避，必须要让孩子明白鲜花盛开的世界也有大灰狼的存在。知道身体的哪些部分是不允许他人观看和触碰的，了解哪些行为是危险信号，懂得遇到危险寻求帮助，这是每个孩子必须学会的技能。这不是单纯地学习知识，而是学习保护自己的技能。当然，教导孩子远离性侵的过程中，要注意技巧，要让孩子知道这个世界还是充满着爱与善意的。

这本书就是为了帮助孩子认识人体、认识性别、学会保护自己的身体而诞生的。用孩子能理解的语言来帮助家长讲解那些"难以启齿"的知识。让孩子学得更明白，家长教得更轻松。孩子成长的道路漫长且艰险，让我们一起来用心守护我们的宝贝吧！

目录

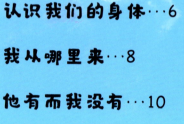

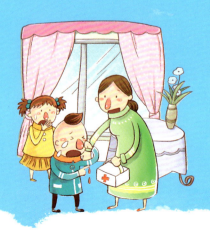

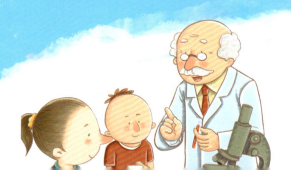

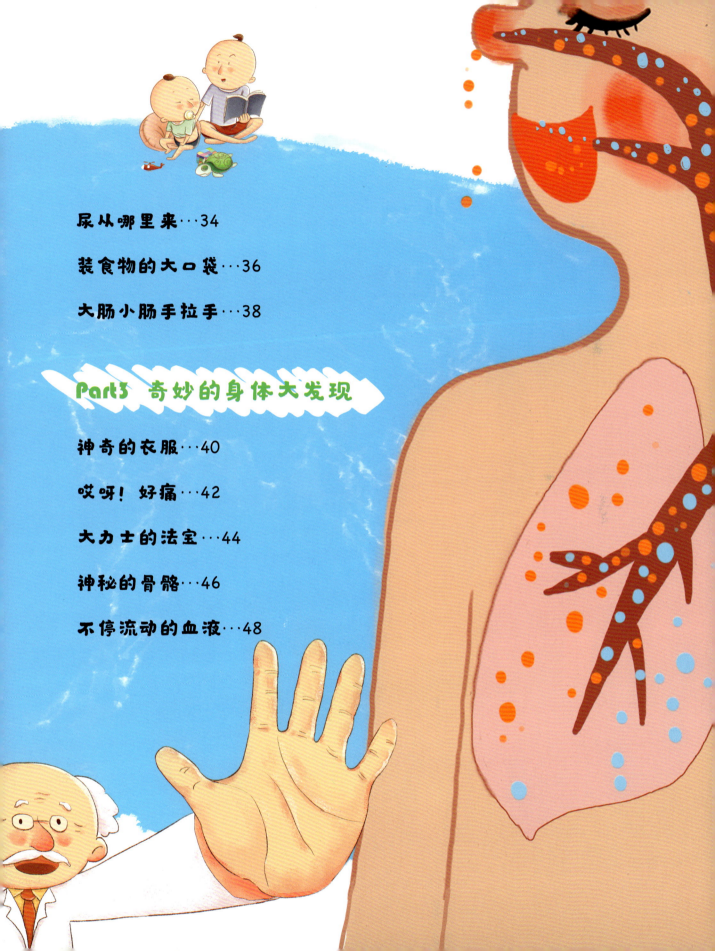

认识我们的身体

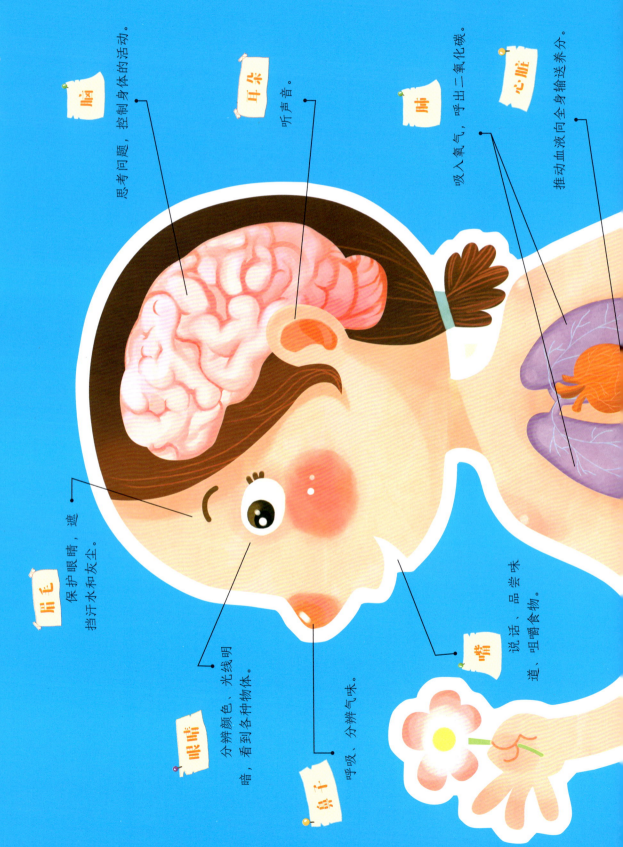

脑
思考问题，控制身体的活动。

耳朵
听声音。

肺
吸入氧气，呼出二氧化碳。

心脏
推动血液向全身输送养分。

眉毛
保护眼睛，遮挡汗水和灰尘。

眼睛
分辨颜色、光线明暗，看到各种物体。

鼻子
呼吸、分辨气味。

嘴
说话、品尝味道、咀嚼食物。

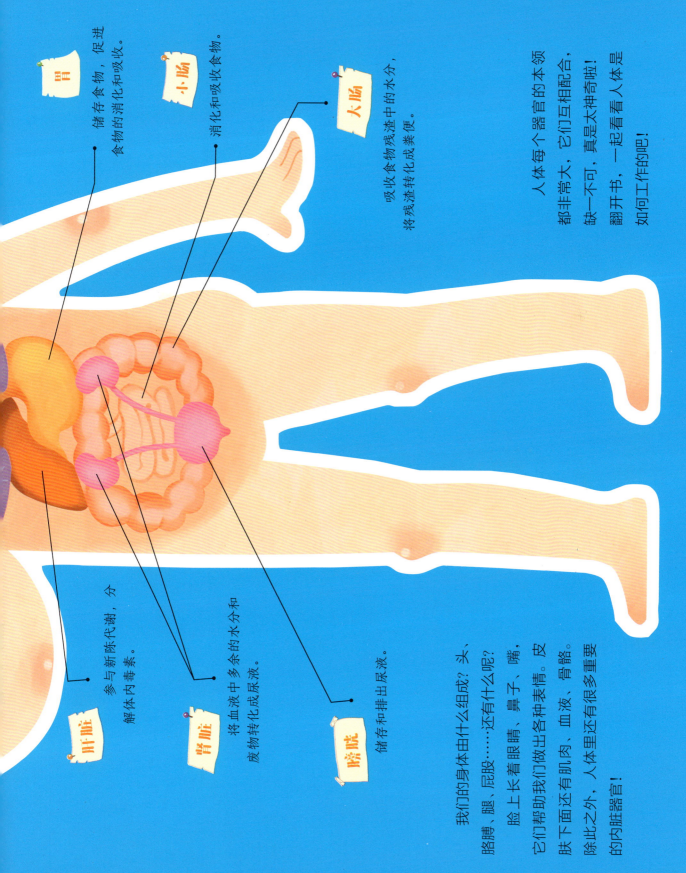

胃
储存食物，促进食物的消化和吸收。

小肠
消化和吸收食物。

大肠
吸收食物残渣中的水分，将残渣转化成粪便。

肝脏
参与新陈代谢，分解体内毒素。

肾脏
将血液中多余的水分和废物转化成尿液。

膀胱
储存和排出尿液。

我们的身体由什么组成？头、胳膊、腿、屁股……还有什么呢？脸上长着眼睛、鼻子、嘴，它们帮助我们做出各种表情。皮肤下面还有肌肉、血液、骨骼，除此之外，人体里还有很多重要的内脏器官！

人体每个器官的本领都非常大，它们互相配合，缺一不可，真是太神奇啦！翻开书，一起看看人体是如何工作的吧！

7

我从哪里来

　　每一个宝宝的出生都与精子和卵子有关。平时，精子住在爸爸的身体里，卵子住在妈妈的身体里。它们相遇在一起，产生受精卵时，才会慢慢长大，变成宝宝。

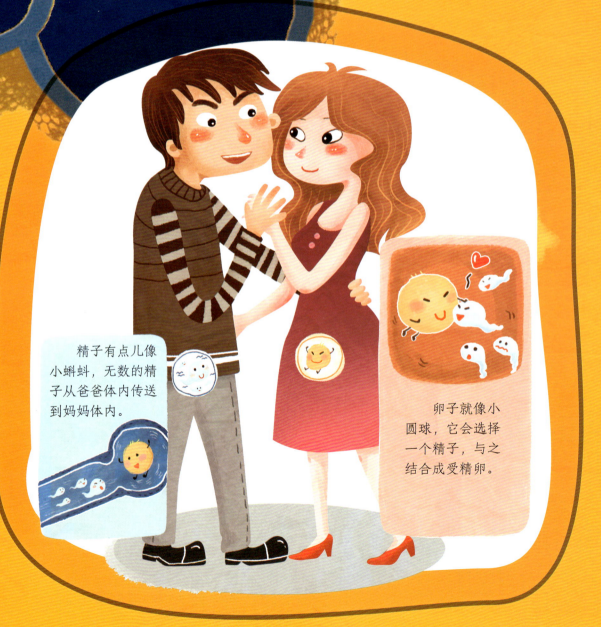

　　精子有点儿像小蝌蚪，无数的精子从爸爸体内传送到妈妈体内。

　　卵子就像小圆球，它会选择一个精子，与之结合成受精卵。

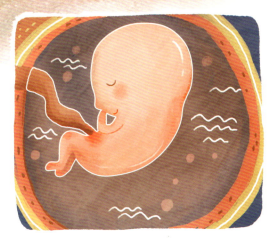

受精卵在妈妈子宫内成长为胚胎，之后发育成胎儿。

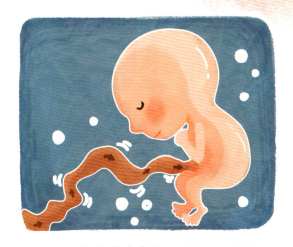

胎儿通过脐带从妈妈身上获取营养，渐渐长大。

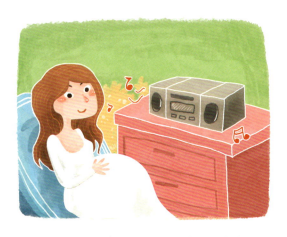

胎儿长到6个月的时候就能听到母体内外的各种声音了。

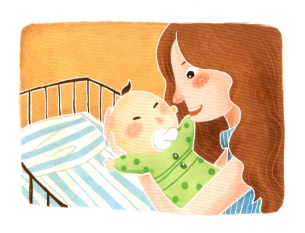

通常，在妈妈的肚子里住上大约280天，宝宝就出生啦！

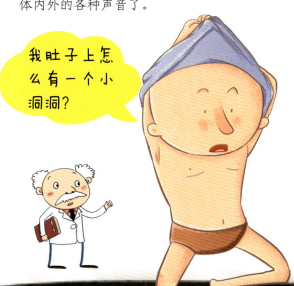

我肚子上怎么有一个小洞洞？

胎儿在妈妈肚子里时，通过脐带吸收营养和氧气。脐带一头长在妈妈身上，一头长在胎儿肚子上。胎儿出生时，医生就把脐带剪断，剩余的脐带脱落愈合后，形成一个小坑，就是肚脐眼儿。

他有而我没有

你知道为什么洗澡堂和卫生间要分男和女吗?

因为男性和女性的身体构造不同,随着年龄的增长,这些不同的部位会越来越明显。

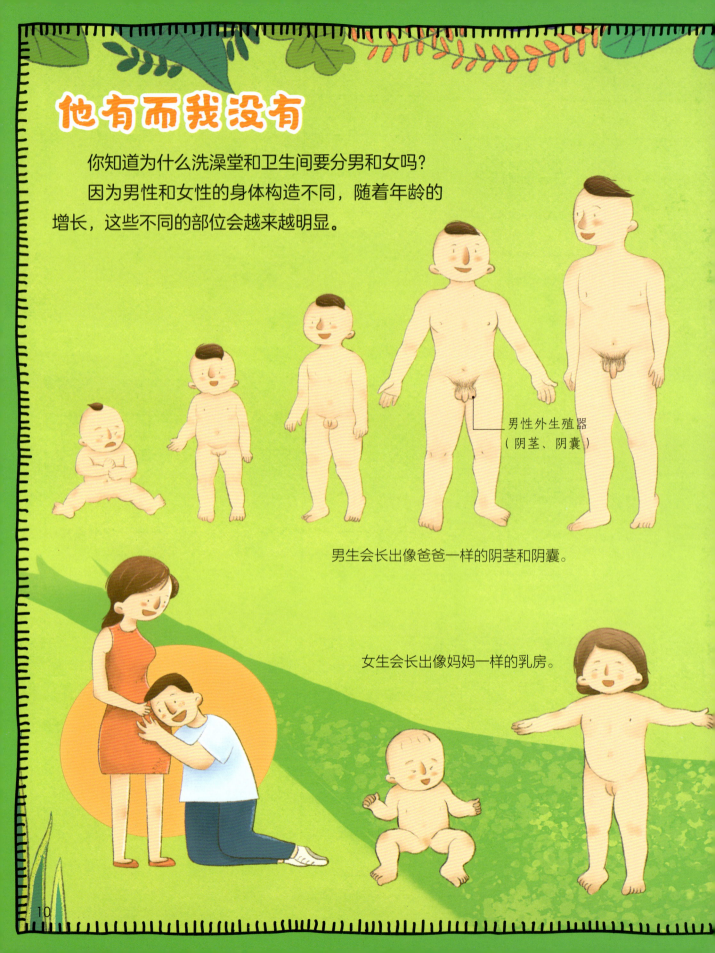

男性外生殖器
(阴茎、阴囊)

男生会长出像爸爸一样的阴茎和阴囊。

女生会长出像妈妈一样的乳房。

乳房和生殖器是非常私密的部位，不能让异性看到。所以洗澡时要分男生房间和女生房间。

除了这些，男生还会长出很明显的喉结，还会长胡子，通常身上的汗毛也比女生浓密。女生的腰部曲线比男生更明显。男生和女生的声音差别也会越来越大。

喉结 ——

女性的乳房可以在分娩后分泌乳汁喂养宝宝。

女性外生殖器
（阴道）

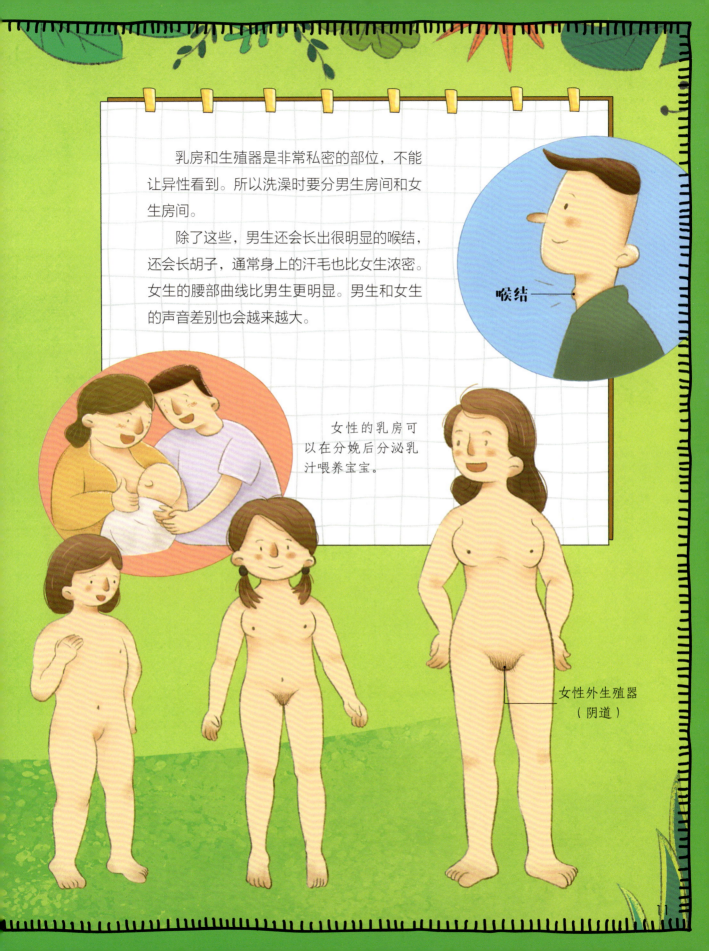

11

身体的总司令——大脑

大脑控制着整个身体的运转，它不断对身体下达命令，像"要睡觉""要看动画片"等都是大脑发出的命令。

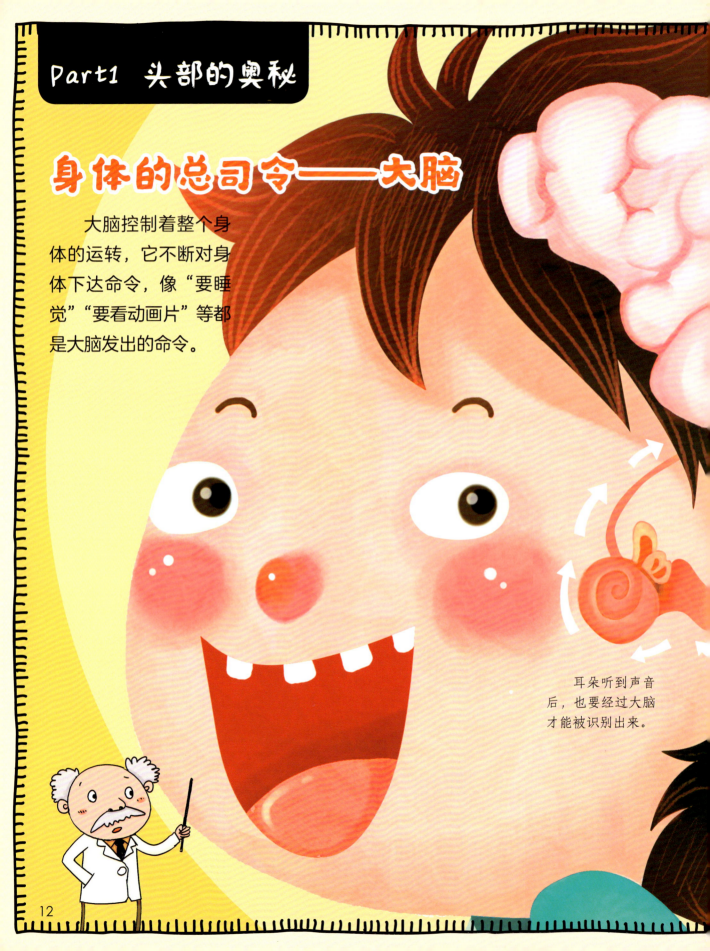

耳朵听到声音后，也要经过大脑才能被识别出来。

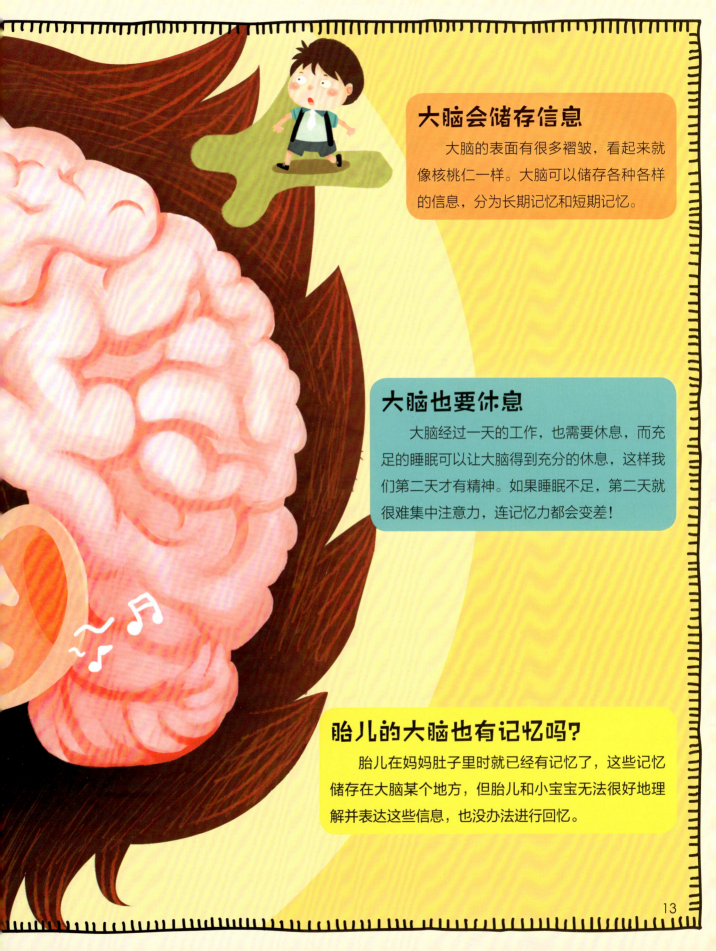

大脑会储存信息

　　大脑的表面有很多褶皱，看起来就像核桃仁一样。大脑可以储存各种各样的信息，分为长期记忆和短期记忆。

大脑也要休息

　　大脑经过一天的工作，也需要休息，而充足的睡眠可以让大脑得到充分的休息，这样我们第二天才有精神。如果睡眠不足，第二天就很难集中注意力，连记忆力都会变差！

胎儿的大脑也有记忆吗？

　　胎儿在妈妈肚子里时就已经有记忆了，这些记忆储存在大脑某个地方，但胎儿和小宝宝无法很好地理解并表达这些信息，也没办法进行回忆。

蜻蜓有两只复眼，复眼是由很多只小眼睛构成的。

猫头鹰的眼睛在夜间看得很清楚，但是白天视力就会变得很差，因为它的眼睛对光很敏感。

睁大眼睛看世界

我们可以很轻松地看到天空、大地、景色和其他各种物体，这可都是眼睛的功劳哟！

猴子和人类一样，可以看到丰富的颜色。

蜜蜂可以看到人类看不到的光线。

人类能看到这是黄色的花朵，但在其他动物的眼中，它就不一定是黄色了。

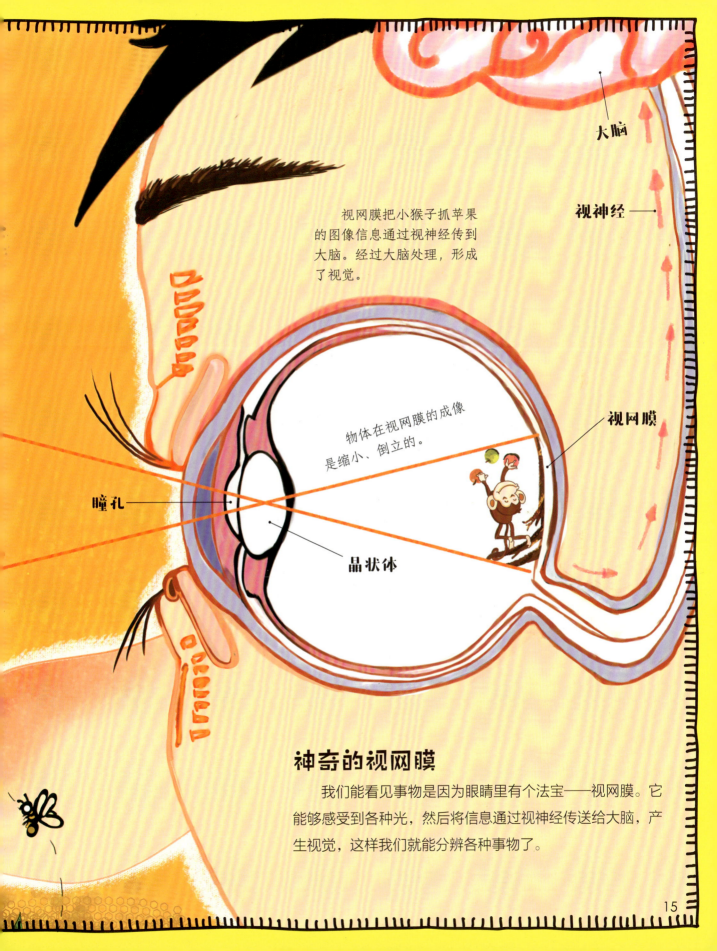

视网膜把小猴子抓苹果的图像信息通过视神经传到大脑。经过大脑处理，形成了视觉。

大脑

视神经

物体在视网膜的成像是缩小、倒立的。

视网膜

瞳孔

晶状体

神奇的视网膜

我们能看见事物是因为眼睛里有个法宝——视网膜。它能够感受到各种光，然后将信息通过视神经传送给大脑，产生视觉，这样我们就能分辨各种事物了。

竖起耳朵听

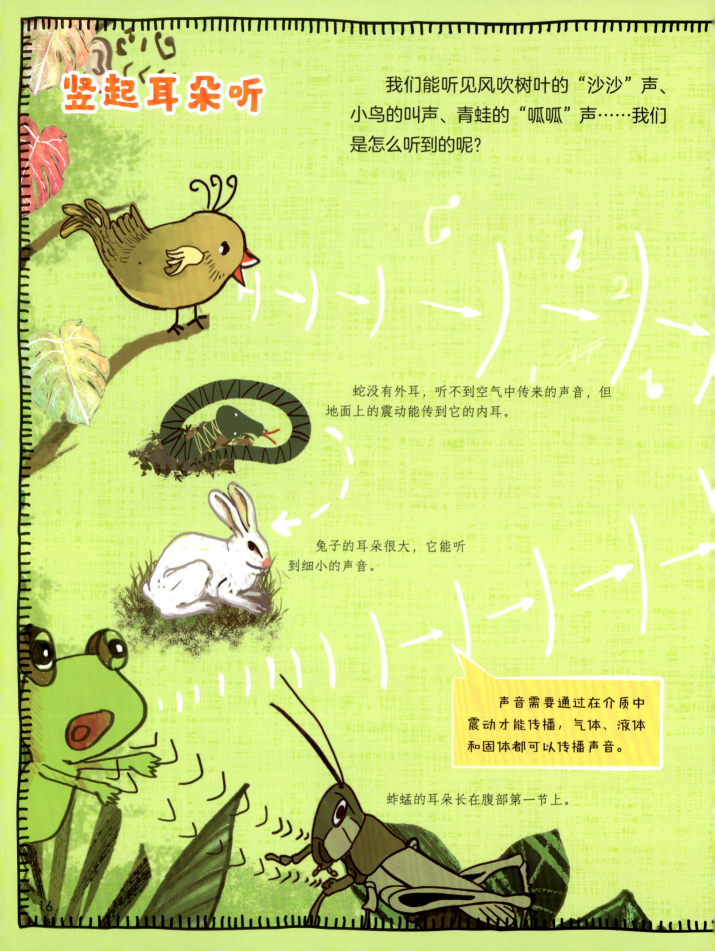

我们能听见风吹树叶的"沙沙"声、小鸟的叫声、青蛙的"呱呱"声……我们是怎么听到的呢？

蛇没有外耳，听不到空气中传来的声音，但地面上的震动能传到它的内耳。

兔子的耳朵很大，它能听到细小的声音。

声音需要通过在介质中震动才能传播，气体、液体和固体都可以传播声音。

蚱蜢的耳朵长在腹部第一节上。

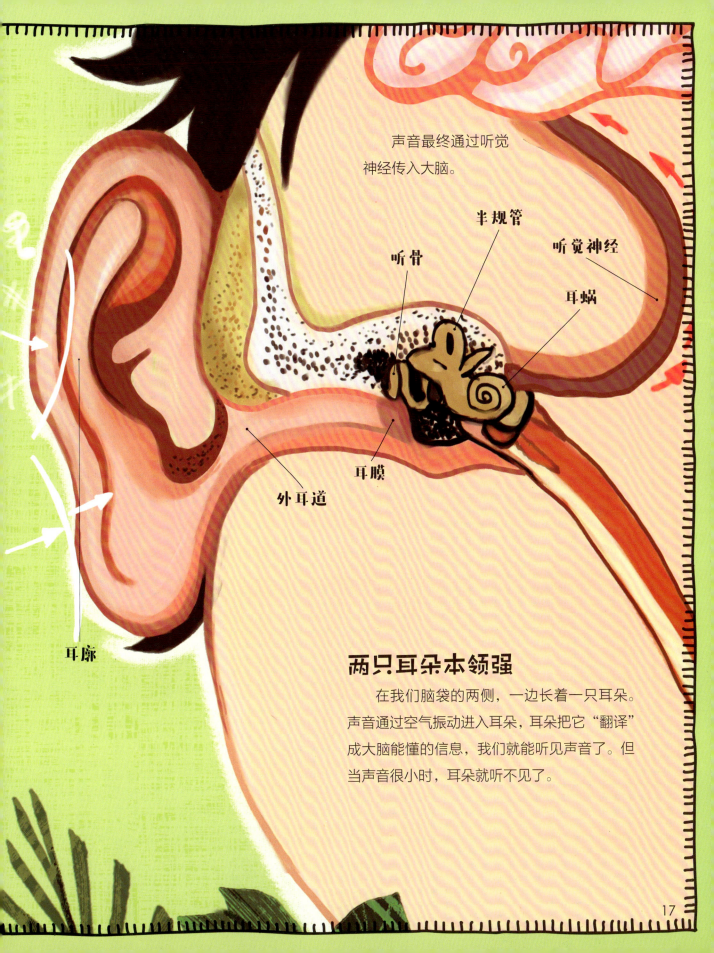

声音最终通过听觉
神经传入大脑。

半规管

听骨

听觉神经

耳蜗

耳膜

外耳道

耳廓

两只耳朵本领强

在我们脑袋的两侧，一边长着一只耳朵。声音通过空气振动进入耳朵，耳朵把它"翻译"成大脑能懂的信息，我们就能听见声音了。但当声音很小时，耳朵就听不见了。

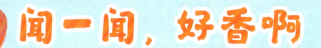

闻一闻，好香啊

我们每天都通过鼻子吸气、呼气，还可以利用它分辨气味，香味、臭味等都是我们在吸气时闻到的。

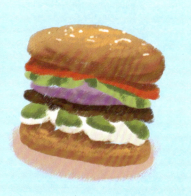

吃东西时，味觉和嗅觉同时传到大脑。如果鼻子生病了，闻不到味道，食物的味道也会变得与平时不同。

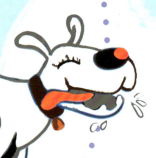

狗的嗅觉比人类灵敏得多。能闻到很多人类闻不到的微弱气味。

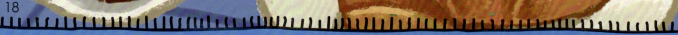

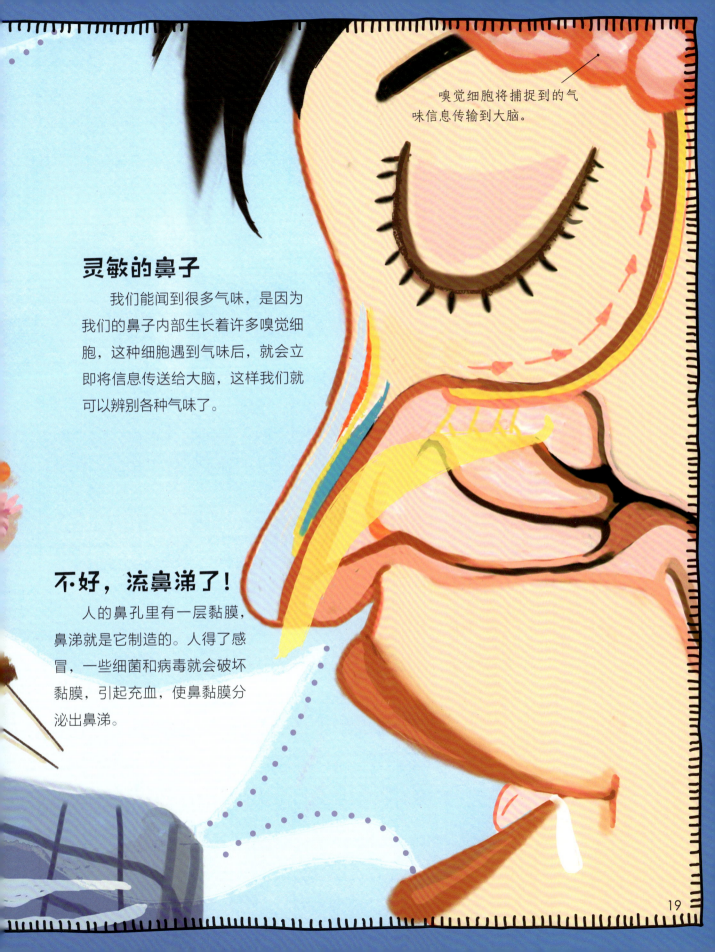

嗅觉细胞将捕捉到的气味信息传输到大脑。

灵敏的鼻子

我们能闻到很多气味，是因为我们的鼻子内部生长着许多嗅觉细胞，这种细胞遇到气味后，就会立即将信息传送给大脑，这样我们就可以辨别各种气味了。

不好，流鼻涕了！

人的鼻孔里有一层黏膜，鼻涕就是它制造的。人得了感冒，一些细菌和病毒就会破坏黏膜，引起充血，使鼻黏膜分泌出鼻涕。

张开嘴巴吃东西、学说话

糖果是甜的，柠檬是酸的，药水是苦的。嘴巴不仅能品尝美食，分辨各种味道，还会说话。嘴巴的秘密可真多。

啊，看到柠檬就**酸**得流出了口水！

我们说出的每一个字，都需要舌头在口腔中配合，舌头在不同的位置、呈现不同的形状，就会发出不同的声音。

流口水了！

我们在吃东西的时候，眼睛与舌头所感受到的刺激全部记在了大脑里。比如我们吃柠檬时，大脑记住了它的样子和酸酸的味道，以后只要我们看见柠檬，即使不吃，也会想起它酸酸的味道，随后流出口水来。

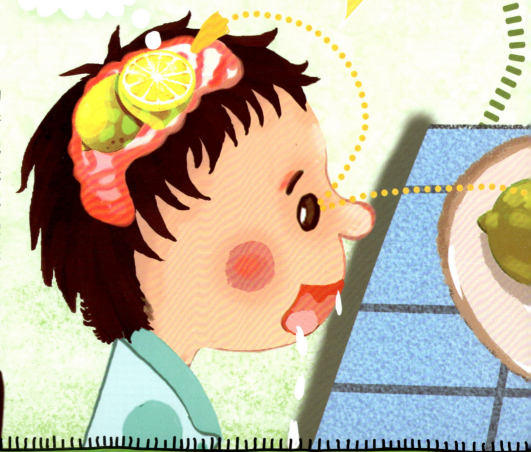

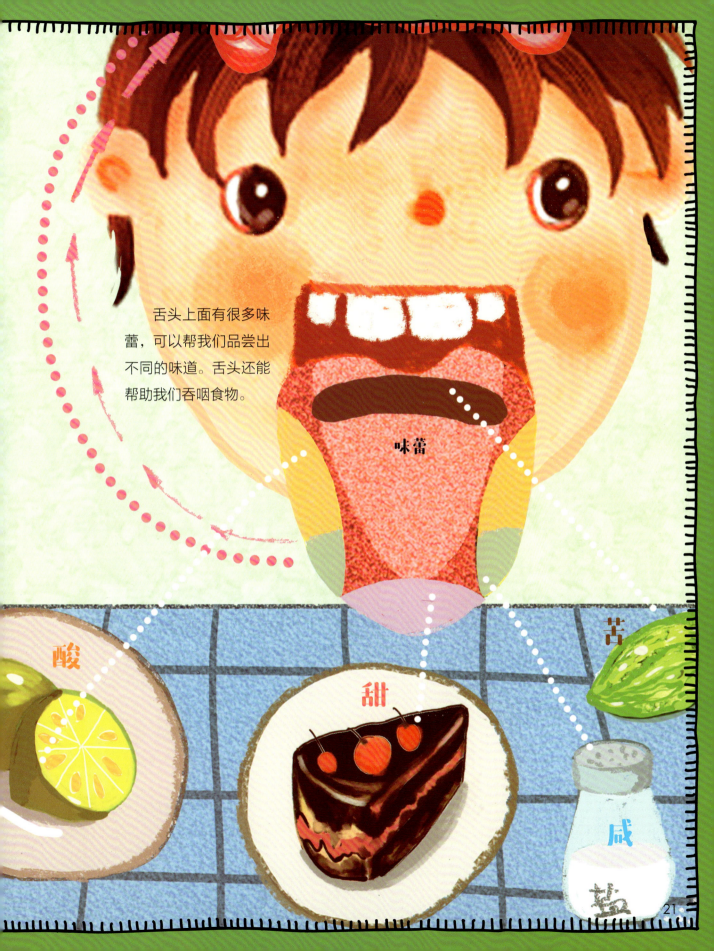

舌头上面有很多味蕾，可以帮我们品尝出不同的味道。舌头还能帮助我们吞咽食物。

味蕾

酸

苦

甜

咸

盐

21

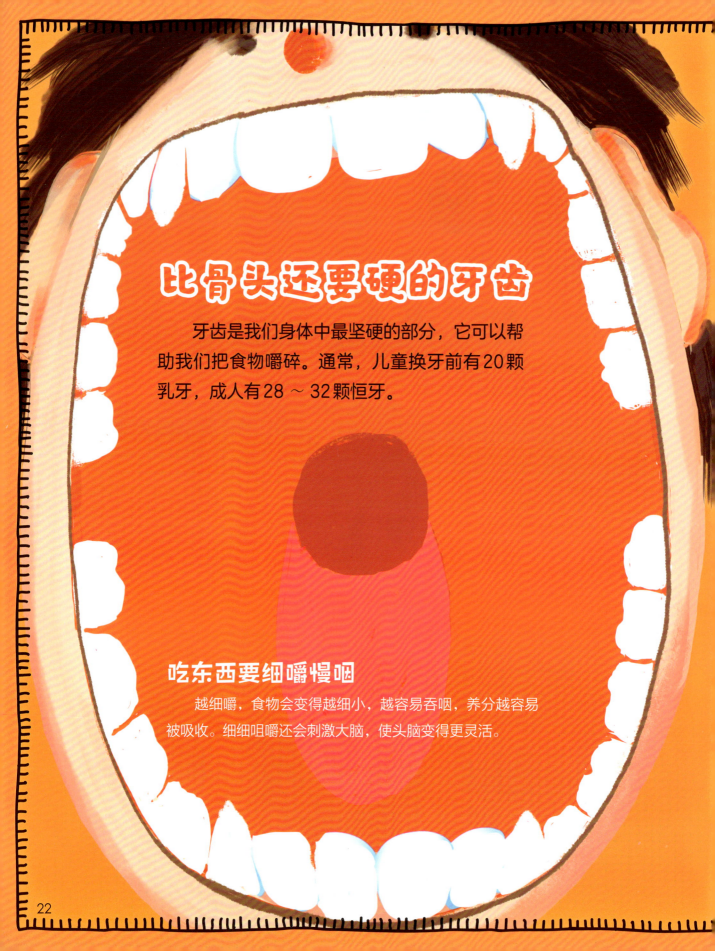

比骨头还要硬的牙齿

牙齿是我们身体中最坚硬的部分，它可以帮助我们把食物嚼碎。通常，儿童换牙前有20颗乳牙，成人有28～32颗恒牙。

吃东西要细嚼慢咽

越细嚼，食物会变得越细小，越容易吞咽，养分越容易被吸收。细细咀嚼还会刺激大脑，使头脑变得更灵活。

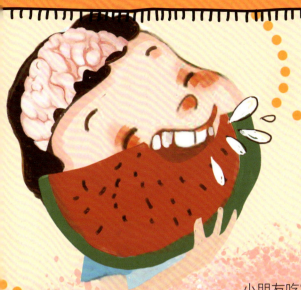

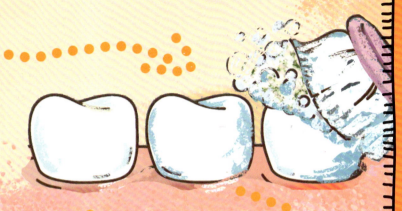

小朋友吃完饭以后，必须要刷牙，否则牙菌斑就要来捣乱了，时间一长，会形成龋齿，即蛀牙。

正确的刷牙方法

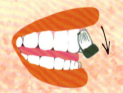
上牙从上往下刷，
下牙从下往上刷。

牙齿内侧也要刷，
门牙内侧竖着刷。
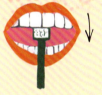

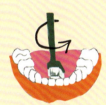
咀嚼面也
要刷干净。

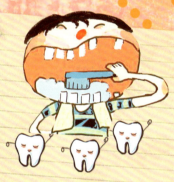

刷牙儿歌

小牙刷，手中拿，
左刷刷，右刷刷，
上刷刷，下刷刷，
饭后睡前都要刷，
牙齿白白谁都夸。

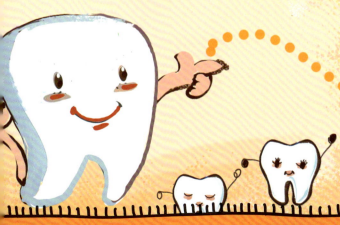

人的全身都有毛吗

　　很多毛茸茸的小动物全身都长满了毛，我们人类的皮肤是无毛的吗？其实不是的，人类的皮肤上也有毛发呦！

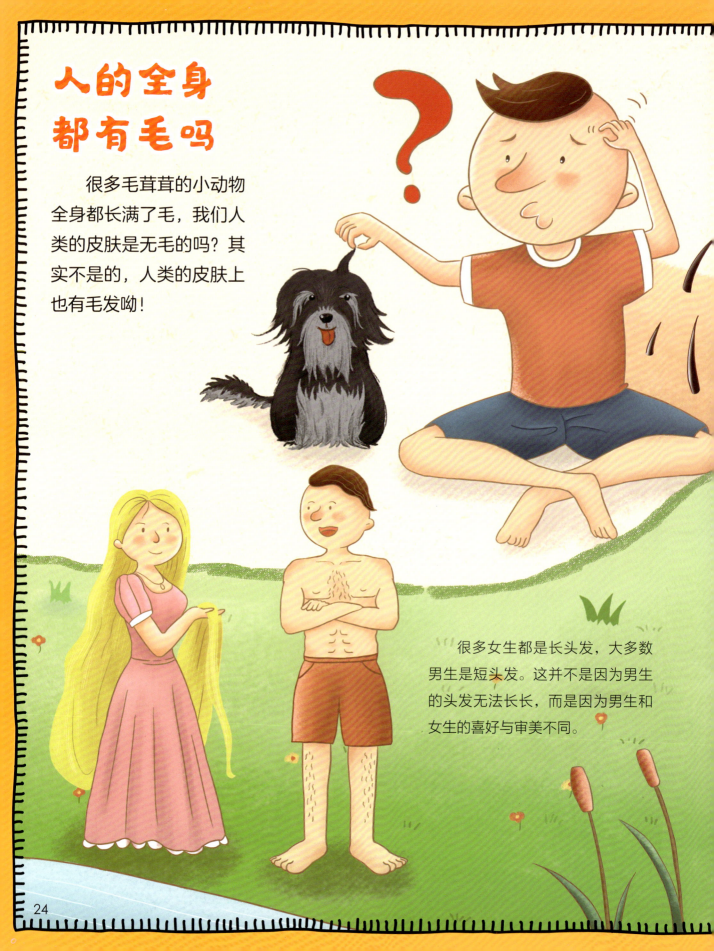

　　很多女生都是长头发，大多数男生是短头发。这并不是因为男生的头发无法长长，而是因为男生和女生的喜好与审美不同。

汗毛很细、很短，不仔细看的话不容易发现。认真看看你的手臂、大腿，上面是不是都有汗毛？其实我们人的身体表面几乎都有汗毛覆盖。

不仅身体表面，耳朵、鼻子里也有毛，而且还有很重要的功能——阻止微生物和灰尘进入人体。眼睛上的眼睫毛和眉毛则负责保护眼睛。

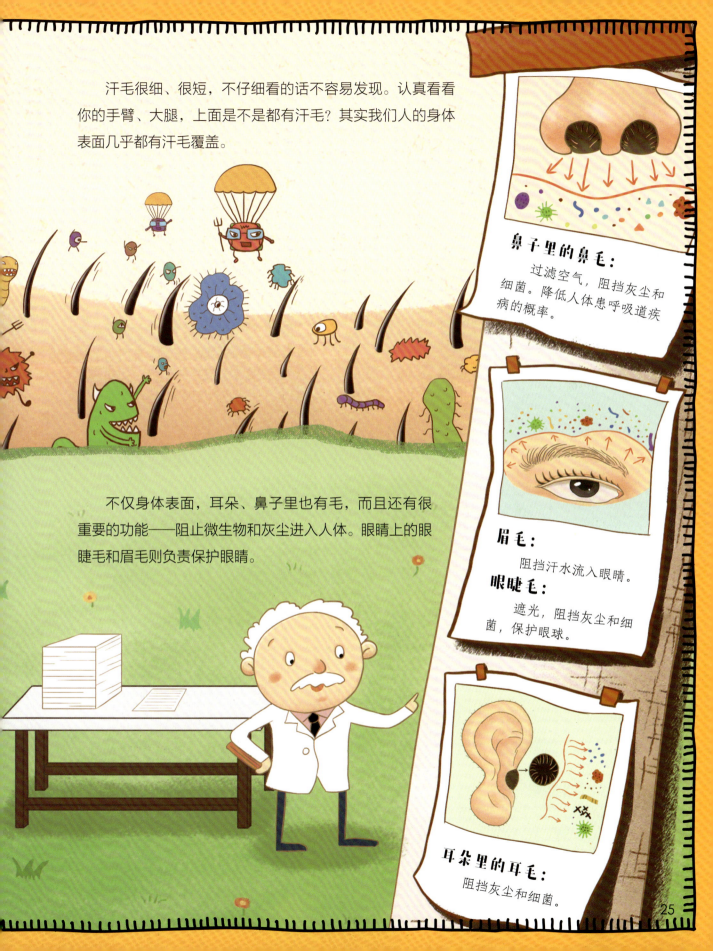

鼻子里的鼻毛：
过滤空气，阻挡灰尘和细菌。降低人体患呼吸道疾病的概率。

眉毛：
阻挡汗水流入眼睛。

眼睫毛：
遮光，阻挡灰尘和细菌，保护眼球。

耳朵里的耳毛：
阻挡灰尘和细菌。

25

头发多如满天繁星

　　头发并不是人体器官，没有血管和神经，所以剪头发时不会感到疼痛。那么头发除了美观还有什么用呢？它可以防止头顶晒伤，抵挡一些较轻的碰撞。

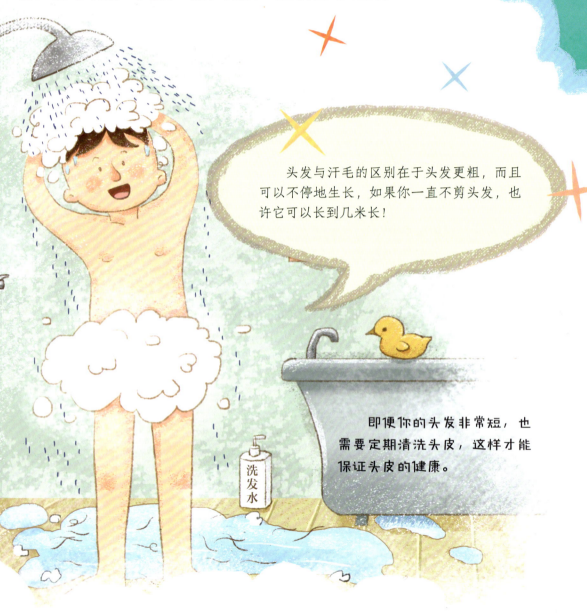

　　头发与汗毛的区别在于头发更粗，而且可以不停地生长，如果你一直不剪头发，也许它可以长到几米长！

洗发水

　　即便你的头发非常短，也需要定期清洗头皮，这样才能保证头皮的健康。

　　头皮会分泌油脂，如果不定期清洗就会堵塞毛囊，造成脱发等疾病，而且还会看起来很脏，闻起来很臭。所以一定要定期用洗发水清洗头发。

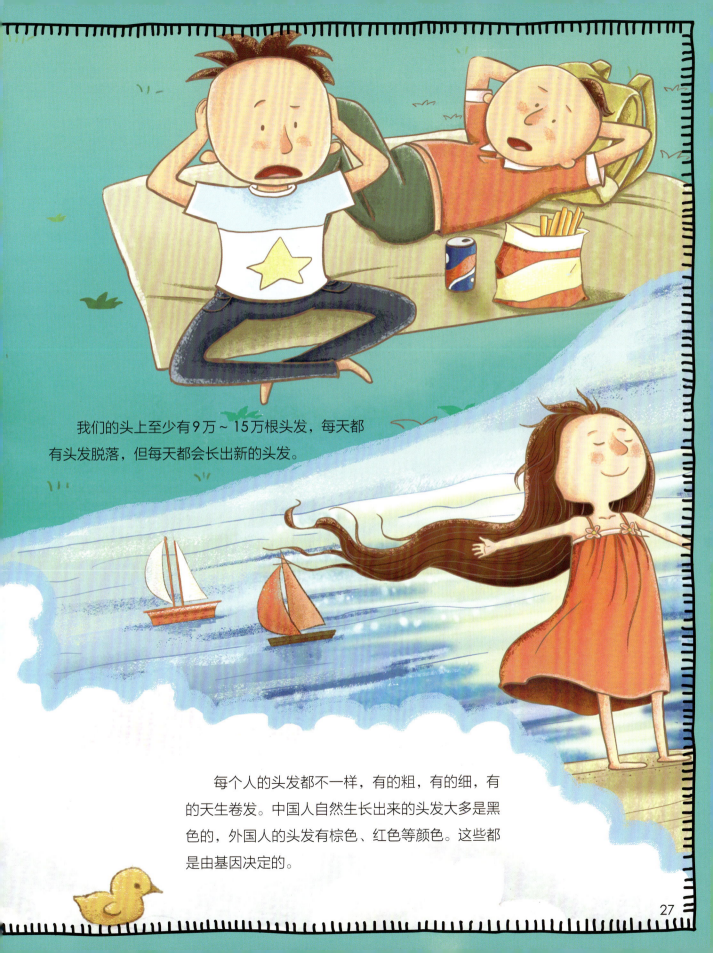

我们的头上至少有9万～15万根头发，每天都有头发脱落，但每天都会长出新的头发。

每个人的头发都不一样，有的粗，有的细，有的天生卷发。中国人自然生长出来的头发大多是黑色的，外国人的头发有棕色、红色等颜色。这些都是由基因决定的。

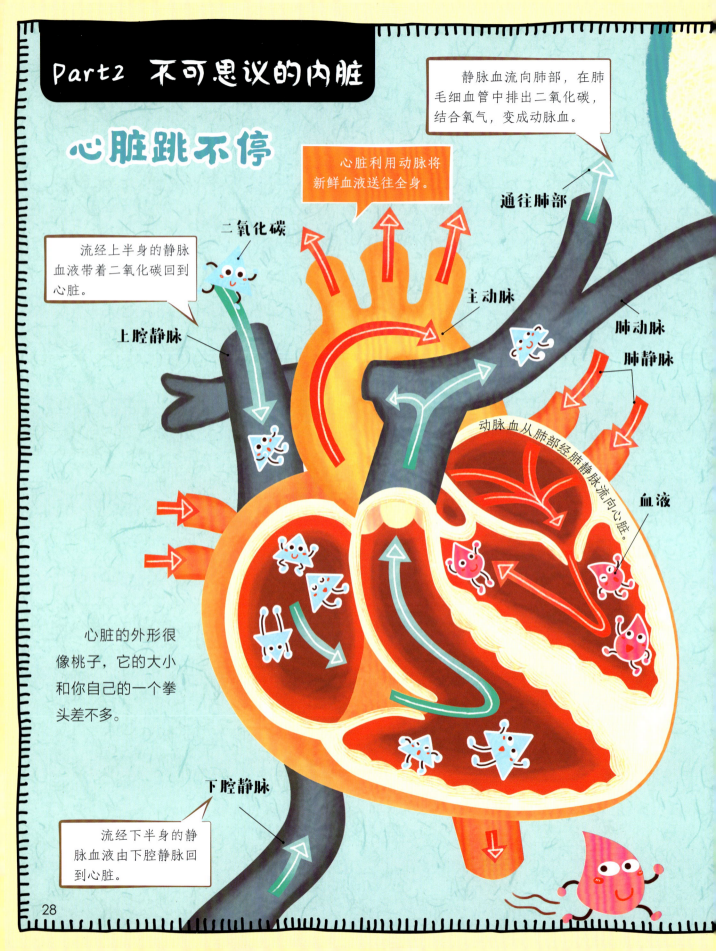

如果把手放在左胸上，会感到有规律的跳动，跳动的地方就是心脏所处的位置。心脏一收一缩地"跳动"着，把血液输送到身体的各个地方。

多吃这些食物能让心脏更健康。

心跳的频率

心跳的频率就是心脏在一分钟之内跳动的次数。一般来说，成年人一分钟心跳60～100次，儿童比成年人心跳要快一些。刚刚出生的小宝宝，每分钟心跳可以达到150次。

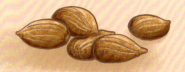

杏仁

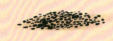

黑芝麻

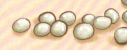

大豆

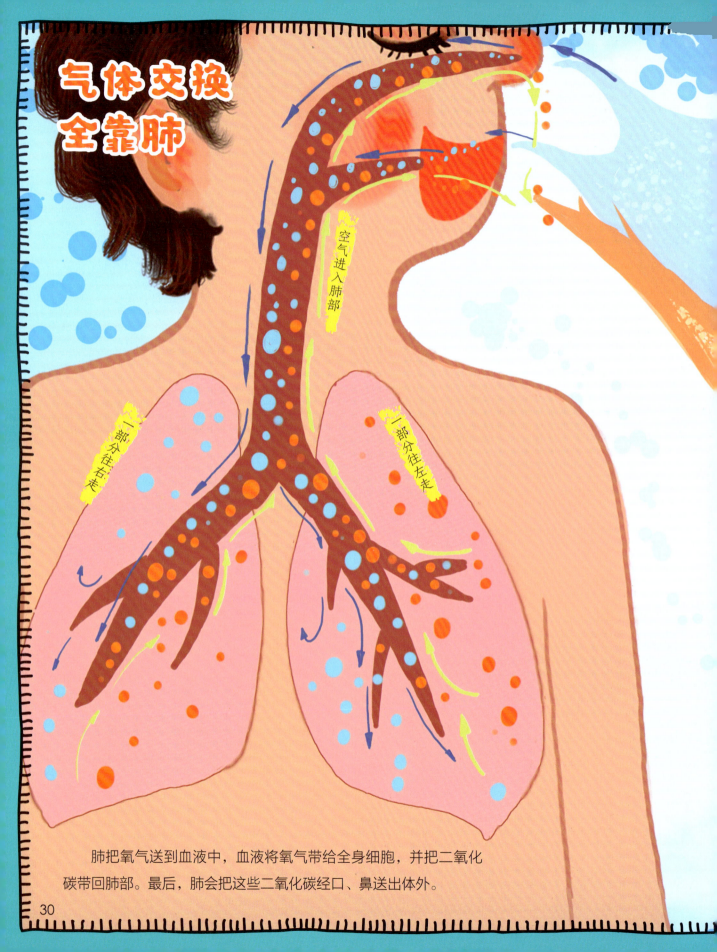

气体交换
全靠肺

空气进入肺部

一部分往右走

一部分往左走

肺把氧气送到血液中，血液将氧气带给全身细胞，并把二氧化碳带回肺部。最后，肺会把这些二氧化碳经口、鼻送出体外。

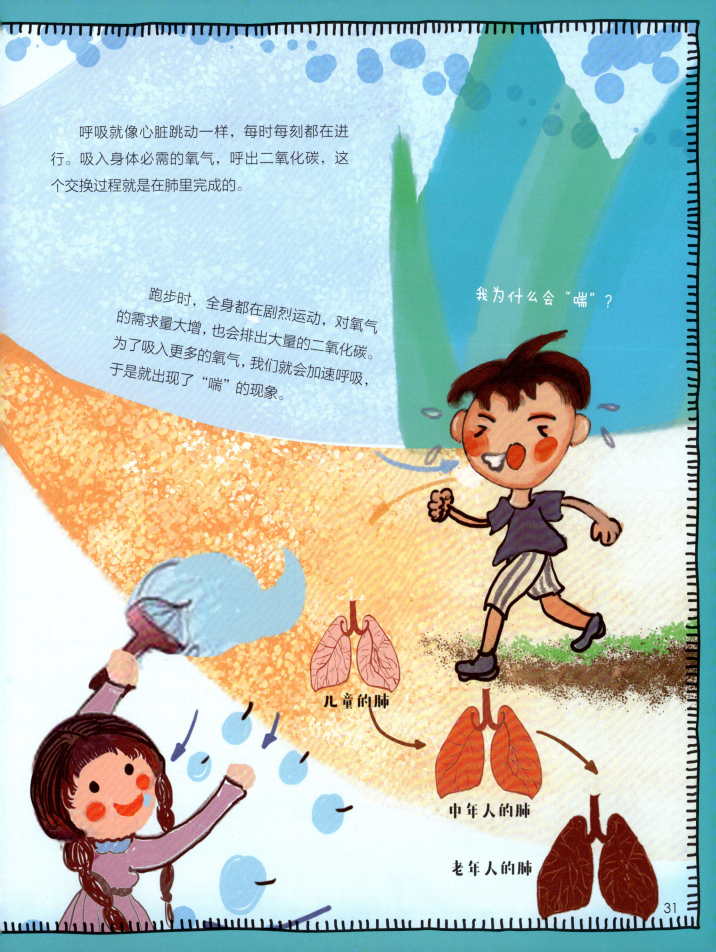

呼吸就像心脏跳动一样，每时每刻都在进行。吸入身体必需的氧气，呼出二氧化碳，这个交换过程就是在肺里完成的。

跑步时，全身都在剧烈运动，对氧气的需求量大增，也会排出大量的二氧化碳。为了吸入更多的氧气，我们就会加速呼吸，于是就出现了"喘"的现象。

我为什么会"喘"？

儿童的肺

中年人的肺

老年人的肺

31

肝脏是个"化工厂"

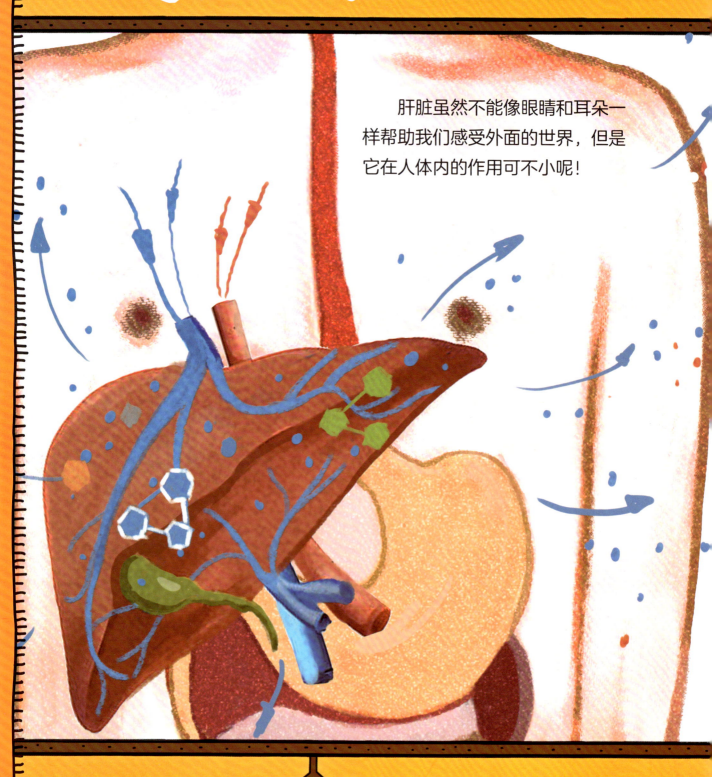

肝脏虽然不能像眼睛和耳朵一样帮助我们感受外面的世界，但是它在人体内的作用可不小呢！

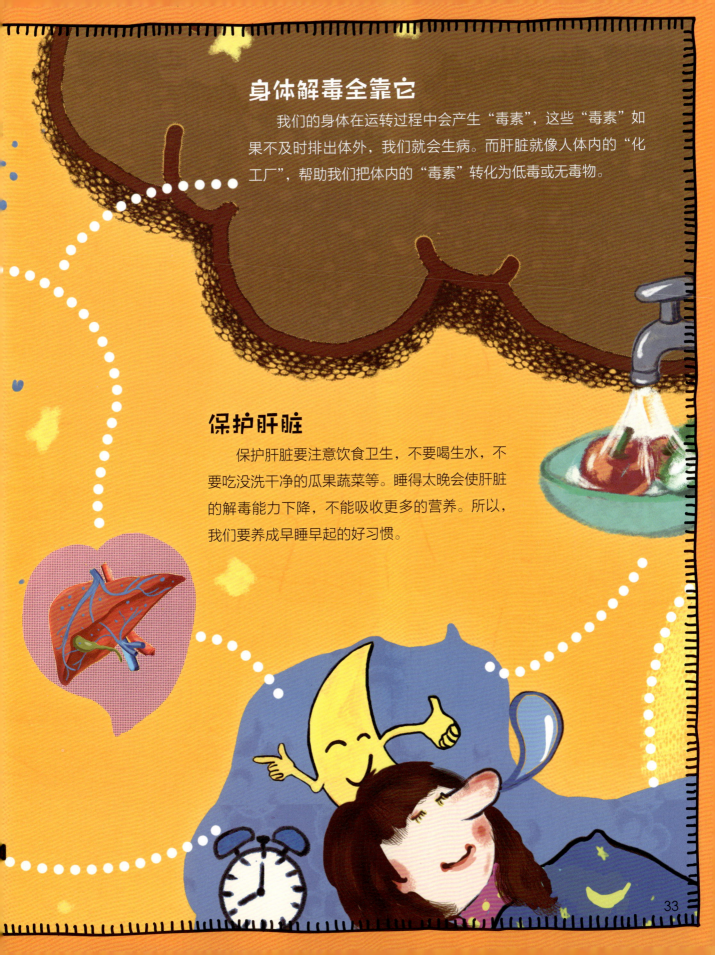

身体解毒全靠它

我们的身体在运转过程中会产生"毒素"，这些"毒素"如果不及时排出体外，我们就会生病。而肝脏就像人体内的"化工厂"，帮助我们把体内的"毒素"转化为低毒或无毒物。

保护肝脏

保护肝脏要注意饮食卫生，不要喝生水，不要吃没洗干净的瓜果蔬菜等。睡得太晚会使肝脏的解毒能力下降，不能吸收更多的营养。所以，我们要养成早睡早起的好习惯。

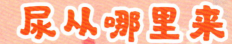

尿从哪里来

我们每天都要尿尿，你知道尿液是身体的哪个器官产生的吗？

肾看起来像个暗红色的大蚕豆，分为左肾和右肾。

输尿管

膀胱

你有没有为了多玩一会儿或者多睡一会儿，故意憋着不去尿尿呢？一定要记住，千万不可以憋尿。憋尿有可能造成尿液反流，引发肾炎！

肾脏生成尿液，经过输尿管进入膀胱，然后排出体外。

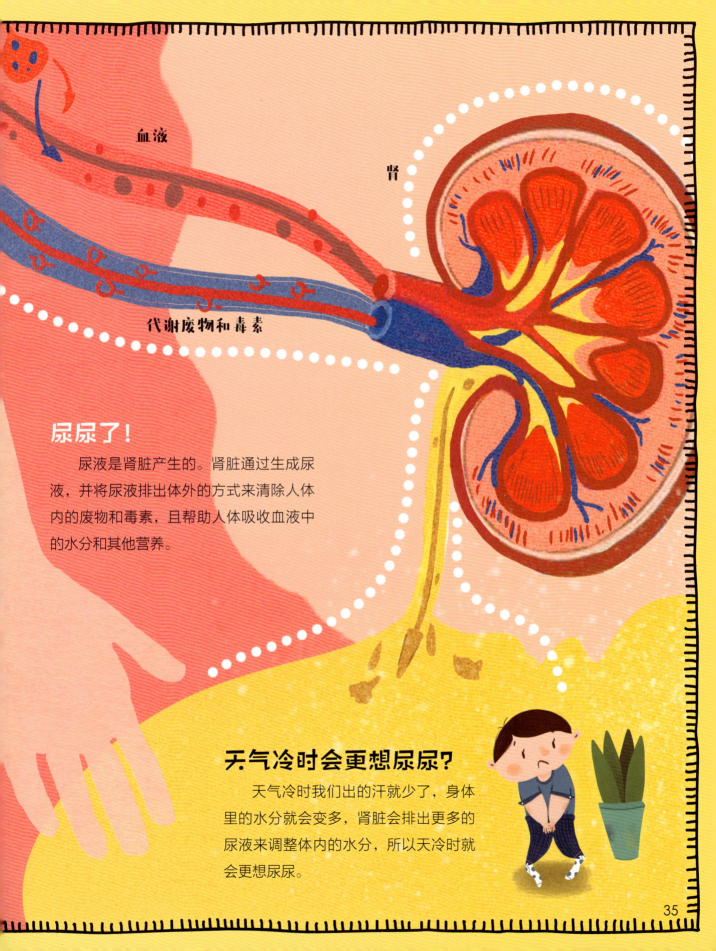

血液

肾

代谢废物和毒素

尿尿了！

尿液是肾脏产生的。肾脏通过生成尿液，并将尿液排出体外的方式来清除人体内的废物和毒素，且帮助人体吸收血液中的水分和其他营养。

天气冷时会更想尿尿？

天气冷时我们出的汗就少了，身体里的水分就会变多，肾脏会排出更多的尿液来调整体内的水分，所以天冷时就会更想尿尿。

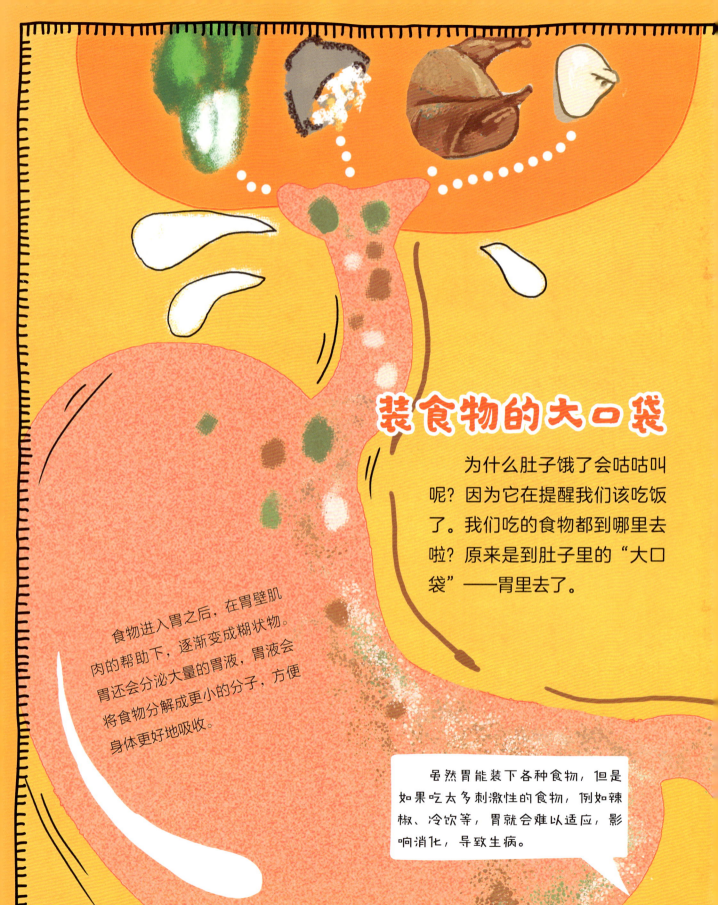

装食物的大口袋

为什么肚子饿了会咕咕叫呢？因为它在提醒我们该吃饭了。我们吃的食物都到哪里去啦？原来是到肚子里的"大口袋"——胃里去了。

食物进入胃之后，在胃壁肌肉的帮助下，逐渐变成糊状物。胃还会分泌大量的胃液，胃液会将食物分解成更小的分子，方便身体更好地吸收。

虽然胃能装下各种食物，但是如果吃太多刺激性的食物，例如辣椒、冷饮等，胃就会难以适应，影响消化，导致生病。

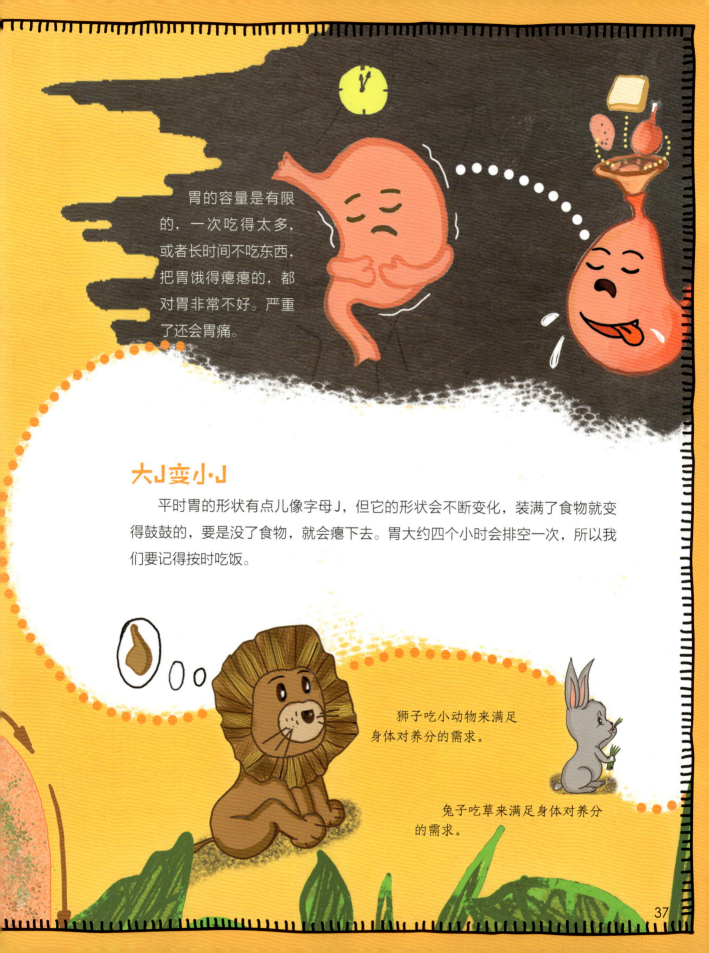

胃的容量是有限的，一次吃得太多，或者长时间不吃东西，把胃饿得瘪瘪的，都对胃非常不好。严重了还会胃痛。

大J变小J

平时胃的形状有点儿像字母J，但它的形状会不断变化，装满了食物就变得鼓鼓的，要是没了食物，就会瘪下去。胃大约四个小时会排空一次，所以我们要记得按时吃饭。

狮子吃小动物来满足身体对养分的需求。

兔子吃草来满足身体对养分的需求。

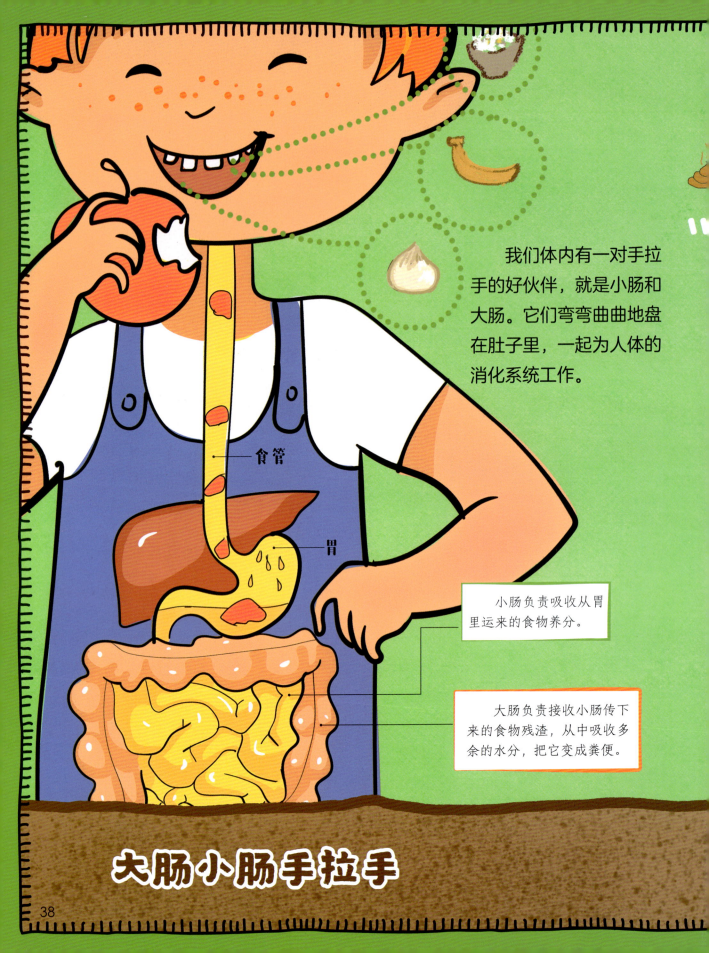

食管

胃

我们体内有一对手拉手的好伙伴，就是小肠和大肠。它们弯弯曲曲地盘在肚子里，一起为人体的消化系统工作。

小肠负责吸收从胃里运来的食物养分。

大肠负责接收小肠传下来的食物残渣，从中吸收多余的水分，把它变成粪便。

大肠小肠手拉手

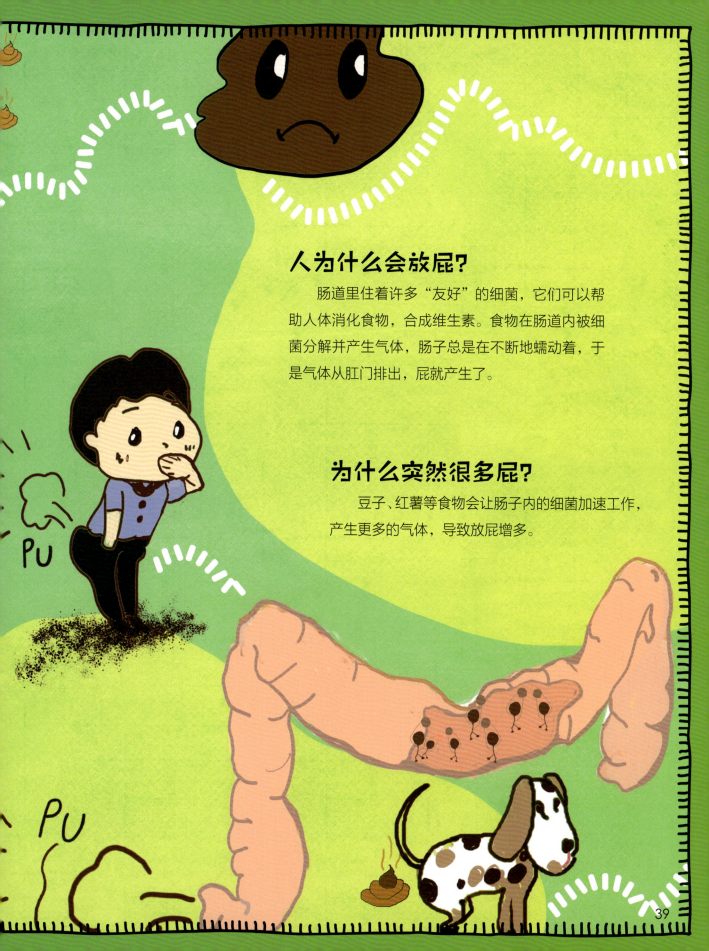

人为什么会放屁?

肠道里住着许多"友好"的细菌,它们可以帮助人体消化食物,合成维生素。食物在肠道内被细菌分解并产生气体,肠子总是在不断地蠕动着,于是气体从肛门排出,屁就产生了。

为什么突然很多屁?

豆子、红薯等食物会让肠子内的细菌加速工作,产生更多的气体,导致放屁增多。

PU

PU

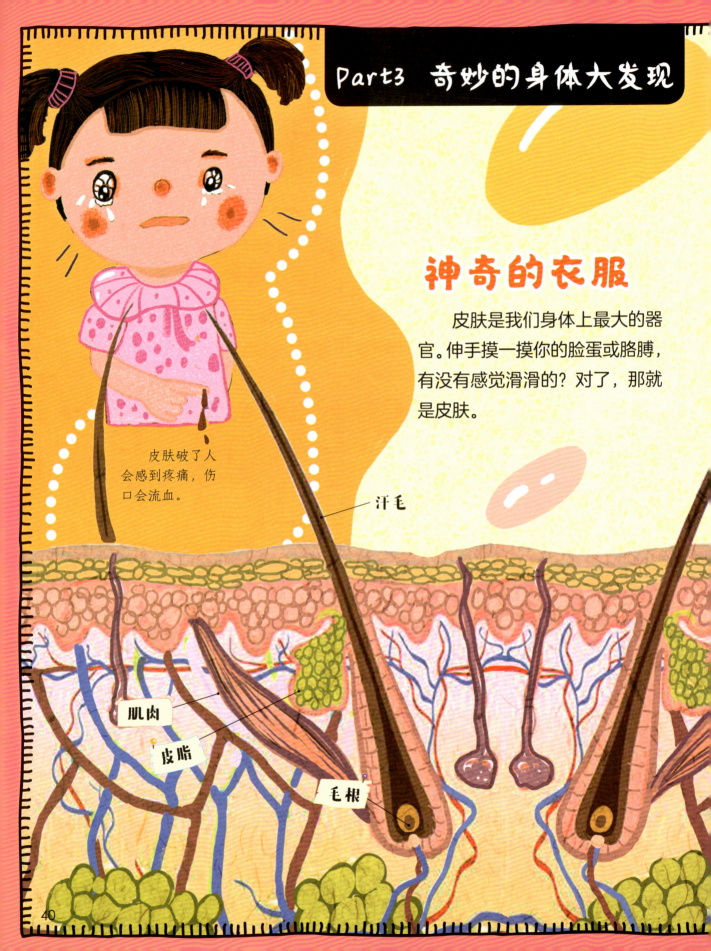

神奇的衣服

皮肤是我们身体上最大的器官。伸手摸一摸你的脸蛋或胳膊，有没有感觉滑滑的？对了，那就是皮肤。

皮肤破了人会感到疼痛，伤口会流血。

汗毛

肌肉

皮脂

毛根

如果我们受伤了，伤口不大的话，一段时间后，血液会自动凝结，皮肤会慢慢复原。但是如果伤口大，就要请医生帮忙了。

小鹿身上的斑点是它的皮毛颜色。

鳄鱼的皮肤上有斑块。

皮肤上有很多神经，每当我们触碰到皮肤时，神经就会把信息传送给大脑，触觉就产生了。

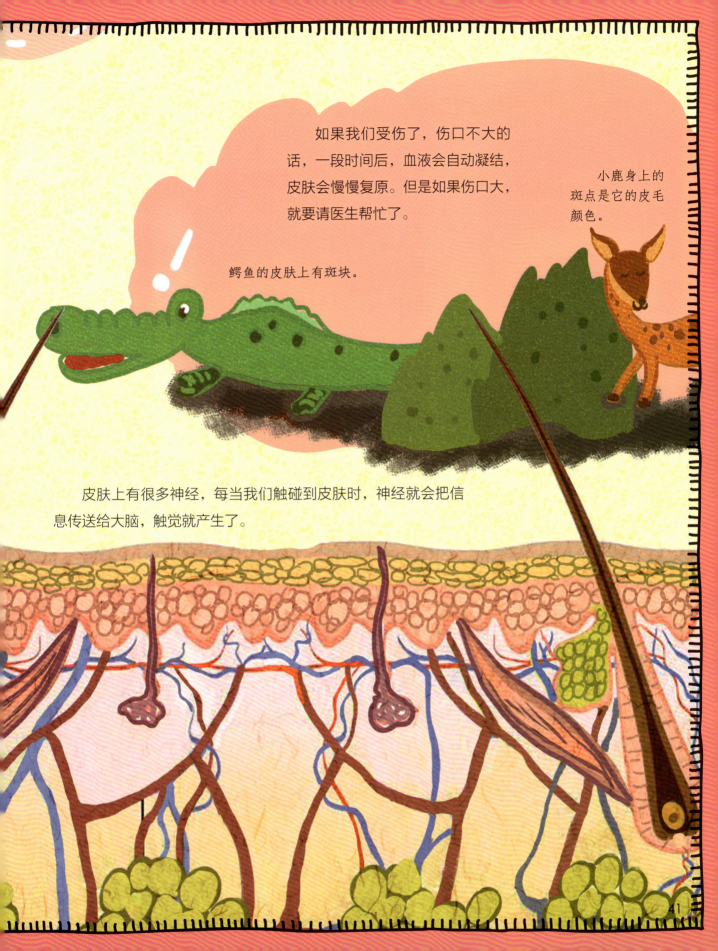

哎呀！好痛

我们全身的每一寸皮肤都是触觉器官，都能感知到外界的刺激，其中指尖部分的皮肤非常敏感。

触感非常重要，当你靠近很烫的东西时，还没有摸到它就会先感觉到热气，然后大脑就会做出判断，从而远离这个危险的发热物。如果没有触觉，你可能就会被烫伤了。

这是指纹，每个人的指纹都不一样。

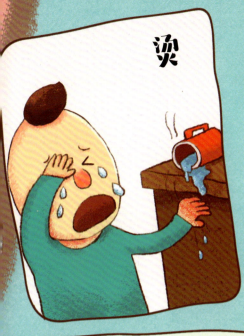

烫

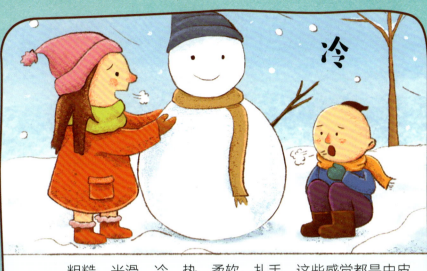

冷

粗糙、光滑、冷、热、柔软、扎手，这些感觉都是由皮肤来感知的。

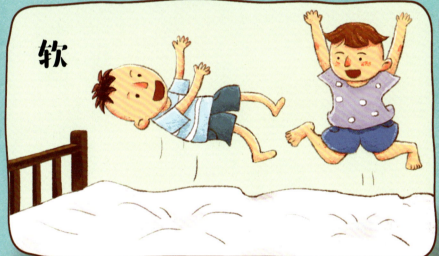

软

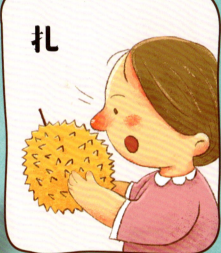

扎

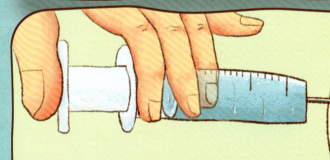

屁股是我们身上最不敏感的部位之一，所以医生打针会选择打在屁股上。

大力士的法宝

汽车需要发动机驱动才能跑起来，我们的身体要运动，就得靠肌肉。肌肉遍布全身，它在皮肤的下面，紧紧包裹着我们的骨头。

看，肌肉在运动

肌肉都是成对工作的。如果一侧的肌肉收缩，另一侧的肌肉就会松弛。

收缩

松弛

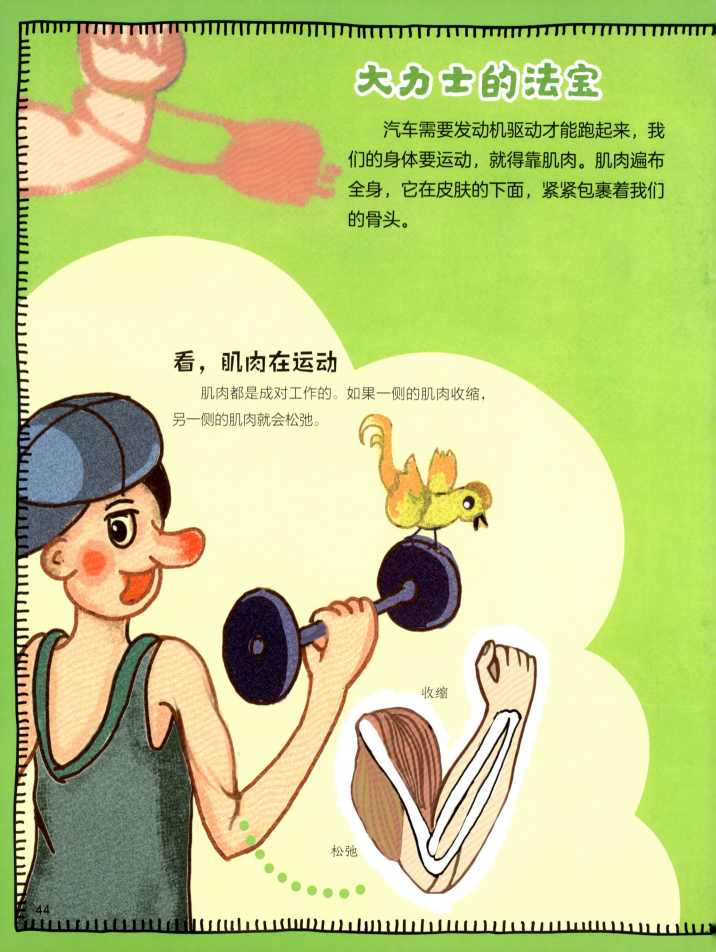

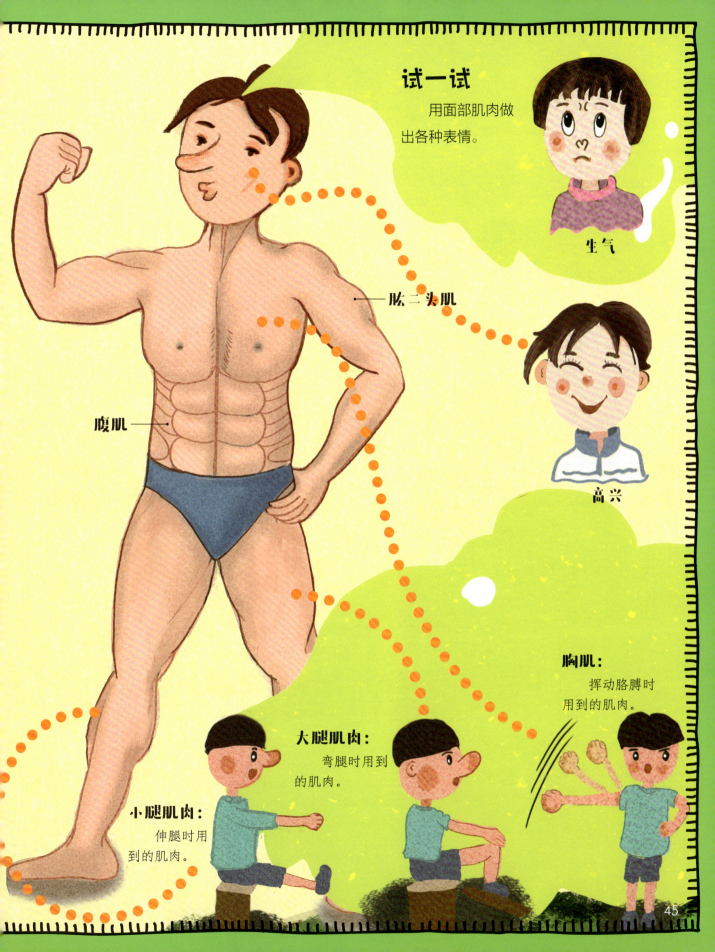

试一试

用面部肌肉做出各种表情。

生气

高兴

肱二头肌

腹肌

胸肌：
挥动胳膊时用到的肌肉。

大腿肌肉：
弯腿时用到的肌肉。

小腿肌肉：
伸腿时用到的肌肉。

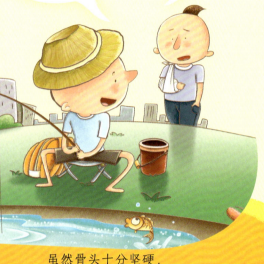

神秘的骨骼

为什么身体有些地方摸起来硬硬的？因为那里有骨头。骨头可以保护和支撑身体，如果没有它们，我们就会变得像章鱼一样，成了一摊软软的肉。

虽然骨头十分坚硬，但是如果受到外界的强烈冲击，也是会发生碎裂现象的。所以，我们平时一定要注意好好保护自己！

颅骨

全方位保护着头部，形成面部基本轮廓。

肋骨

共有12对，像隔离栏一样保护着心脏、肝等重要器官。

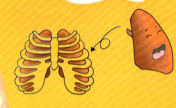

脊柱

一节节脊椎骨叠起来形成脊柱。脊柱支撑着人的身体，就像房屋的顶梁柱，非常重要。

股骨

又叫大腿骨，是人体中最长的骨头，十分坚硬。

人的全身一共有206块骨头，通过肌肉和骨骼的相互配合，我们才能自由地活动。

手骨

有了它们，我们的双手才能抓握东西。

关节

位于骨头和骨头之间，通过它们，我们才能灵活地活动。

尾骨

位于脊柱的末梢，证明了人类的祖先是长尾巴的。

颈椎

胸椎

脊椎

腰椎

骶骨

尾骨

作用重大的脊椎

在我们后背中间的位置，从脖子开始，一直到屁股，有一段硬硬的东西，那就是脊椎。

这条就是脊椎了。

弯曲自如的关节

关节把骨头和骨头连接在一起。例如肩膀、大臂和小臂的连接处，大腿和小腿的连接处等。有了这些关节，我们才能灵活地活动。

这就是关节处。

保护关节，不要让关节着凉。如果关节发炎会很痛。

晒太阳也很好呀！

如果运动不当，可能会造成关节脱位。

多喝牛奶，吃鸡蛋、豆制品，对骨骼好。

肘关节

膝关节（背面）

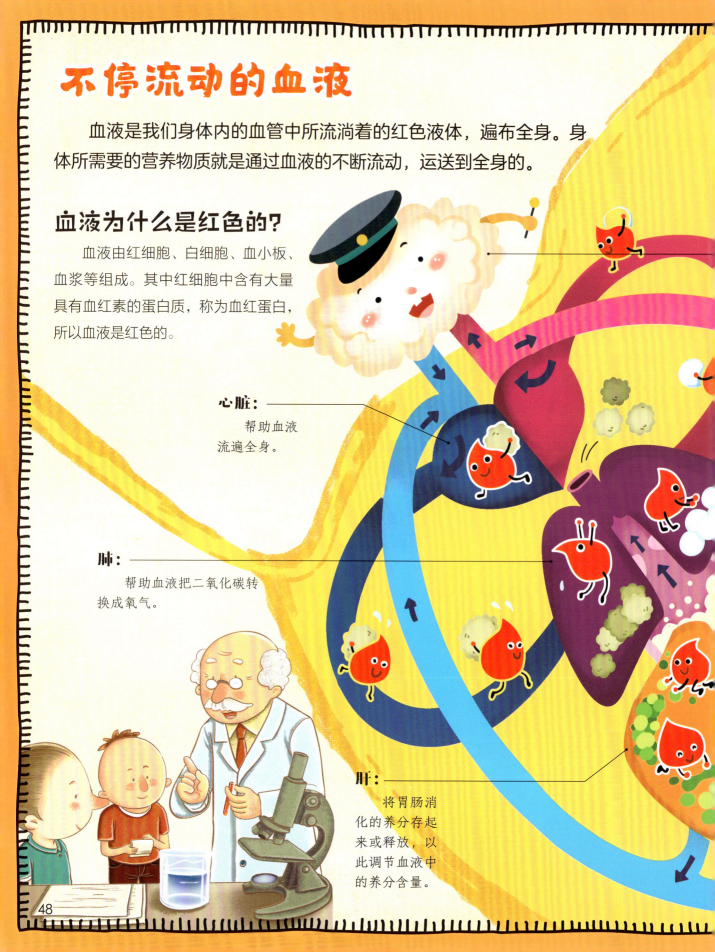

不停流动的血液

血液是我们身体内的血管中所流淌着的红色液体，遍布全身。身体所需要的营养物质就是通过血液的不断流动，运送到全身的。

血液为什么是红色的？

血液由红细胞、白细胞、血小板、血浆等组成。其中红细胞中含有大量具有血红素的蛋白质，称为血红蛋白，所以血液是红色的。

心脏：

帮助血液流遍全身。

肺：

帮助血液把二氧化碳转换成氧气。

肝：

将胃肠消化的养分存起来或释放，以此调节血液中的养分含量。

48

血型是这么回事

血液通常分为A、B、AB和O四种血型。而孩子的血型和父母的血型是有很大关系的。如果父母的血型都是A，那么孩子的血型就只可能是A或O。

大脑：

需要大量的血液提供养分。

肠：

通过血液把吸收的水分和养分带到全身。

肾脏：

将血液中的废物和多余的水转化为尿液。

少量流血不会对健康造成危害

人体内的血量大概是我们体重的百分之六到百分之八。一般来说，血液可以再生，只要失血量不超过总量的百分之十，就不会对健康造成危害。

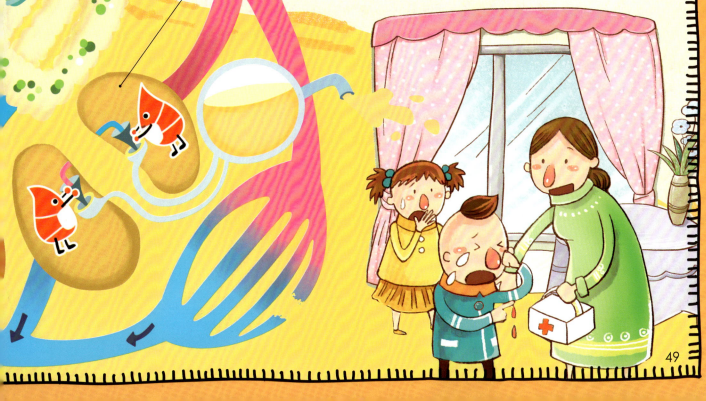

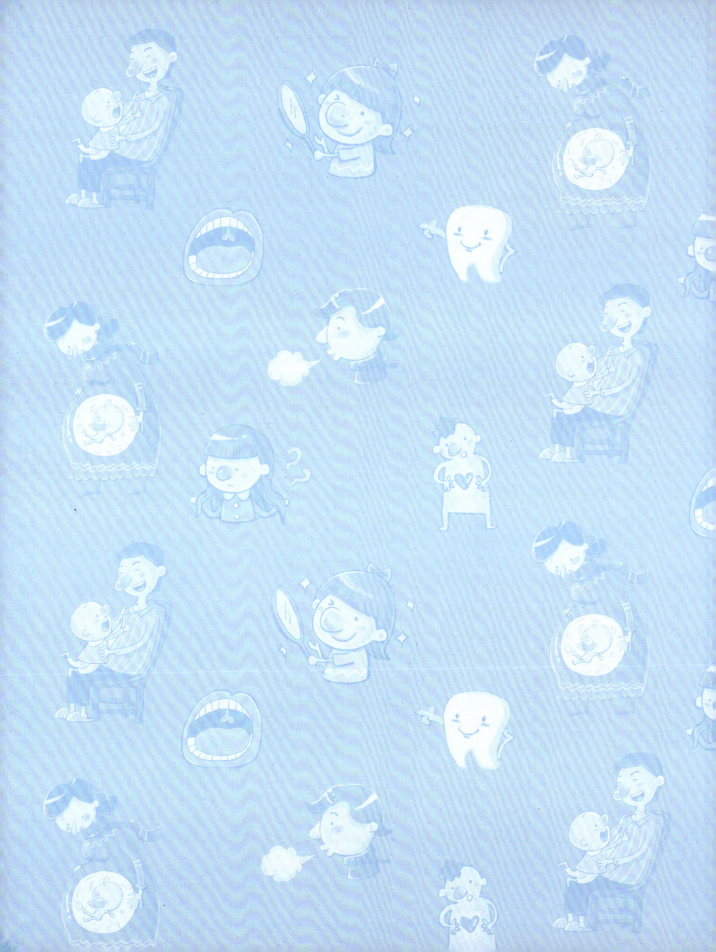